AF582096

CONTRIBUTION A L'ÉTIOLOGIE

DE LA

FIÈVRE TYPHOIDE

NOTE SUR UNE PETITE ÉPIDÉMIE DE FOYER, OBSERVÉE A PARIS
ET DUE A L'USAGE DE L'EAU DE SEINE

PAR LE

Dr de CRÉSANTIGNES

PARIS

LIBRAIRIE OLLIER-HENRY

11, 13, Rue de l'École-de-Médecine, 11, 13

1888

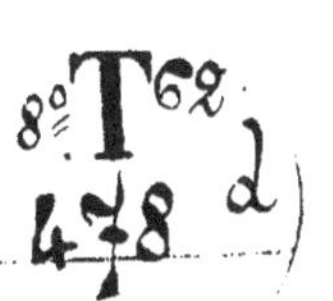

CONTRIBUTION A L'ÉTIOLOGIE

DE LA

FIÈVRE TYPHOIDE

NOTE SUR UNE PETITE ÉPIDÉMIE DE FOYER, OBSERVÉE A PARIS
ET DUE A L'USAGE DE L'EAU DE SEINE

PAR LE

Dr de CRÉSANTIGNES

PARIS

LIBRAIRIE OLLIER-HENRY

11, 13, Rue de l'École-de-Médecine, 11, 13

1888

CONTRIBUTION A L'ÉTIOLOGIE

DE LA

FIÈVRE TYPHOIDE

NOTE SUR UNE PETITE ÉPIDÉMIE DE FOYER, OBSERVÉE A PARIS
ET DUE A L'USAGE DE L'EAU DE SEINE

Bien que les journaux et les recueils périodiques renferment un nombre considérable de relations d'épidémies de fièvre typhoïde dans la production desquelles l'usage d'une eau contaminée semble devoir être incriminé, il m'a semblé qu'il n'était pas sans intérêt d'apporter un argument de plus à l'appui de cette manière de voir, en publiant l'observation suivante :

Au mois de décembre 1887, le premier étage d'une maison de Paris, appartenant au génie militaire, était habité par un officier supérieur, M. X., sa femme, ses deux filles et son fils ; la famille avait comme domestiques une ordonnance et une femme de chambre. Cette dernière habitait l'appartement ; quant au soldat qui servait d'ordonnance, il passait toutes les journées chez son officier, mais retournait coucher à sa caserne.

Pour l'intelligence de ce qui va suivre, il faut savoir que tous les établissements militaires de Paris reçoivent de la ville de l'eau de Seine, aussi bien les casernes que les quartiers de cavalerie et que les maisons appartenant au génie où certains officiers sont logés avec leurs familles. Cette eau de Seine a bien la prétention d'avoir été filtrée, mais les appareils mis en usage sont d'un vieux système et fonctionnent très mal.

Or, au commencement de décembre, le brosseur de l'officier tomba malade et fut envoyé à l'hôpital du Val-de-Grâce ; au bout de quelques jours on fit le diagnostic de fièvre typhoïde. Il y avait à Paris en ce moment là une certaine recrudescence de cette maladie, principalement dans les quartiers de cavalerie et aux alentours de l'école militaire. Dans la caserne où couchait l'ordonnance, il y avait eu aussi quelques cas de fièvre typhoïde, mais pas dans la chambrée qu'il habitait.

Le 13 décembre, je fus appelé auprès du fils de M. X. ; c'était un petit garçon d'une dizaine d'années. Depuis quelques jours, il était mal en train et avait mauvaise mine ; on avait observé chez lui de la constipation : à plusieurs reprises, il s'était plaint de maux de tête; mais il n'était pas encore alité. Je constatai un peu de ballonnement du ventre, sur lequel je remarquai à droite une veine sous cutanée plus dessinée que du côté opposé ; pas de gargouillement, pas de sensibilité iliaque, légère augmentation de température. Le jour même, un purgatif salin amène plusieurs selles, la première formée de matières solides, les autres liquides et sentant très mauvais. Au bout de quelques jours, la maladie avait pris un cours régulier ; c'était une fièvre typhoïde d'intensité moyenne.

Une douzaine de jours plus tard, j'étais consulté au sujet de la santé de la seconde fille de M. X., âgée de 22 ans environ. Mademoiselle X., pâle et très anémique d'habitude, sentait ses forces l'abandonner de plus en plus; tout en songeant à la possibilité d'une fièvre typhoïde, je ne me prononçai pas de suite dans ce sens : il n'y avait pas d'élévation de température et pas d'autres signes d'invasion de cette maladie, tant au point de vue physique qu'au point de vue fonctionnel. Le lendemain et les jours suivants, il se développa une céphalalgie dont quelques prises d'antipyrine vinrent facilement à bout. Enfin un jour, vers la fin de décembre, il y eut une syncope, la malade dût se coucher et je constatai que la température était de 38°,4 ; il y avait un mal de tête des plus violents. Je fis alors le diagnostic fièvre typhoïde ; la maladie évolua d'une façon toute naturelle, sans complication d'aucune sorte ; point à noter, il n'y eut jamais de diarrhée.

Devant cette petite épidémie de fièvre typhoïde

dont trois personnes avaient déjà été atteintes successivement dans la maison, je fis une enquête pour laquelle M. X., officier des plus intelligents et versé dans les questions d'hygiène militaire, voulut bien me donner son concours. J'appris que l'ordonnance au lieu d'aller chercher de l'eau à boire à une fontaine éloignée d'environ cent mètres et qui débitait de l'eau de la Vanne, ainsi qu'il en avait reçu l'ordre une fois pour toutes, trouvait moins fatigant et plus vite fait de remplir les seaux dans la cour de la maison à un robinet donnant de l'eau de Seine. Le malheureux avait d'ailleurs été la première victime de sa désobéissance; mais deux des enfants de son officier avaient également pris la maladie.

Mais pourquoi M. X., sa femme et sa fille aînée n'avaient-ils pas contracté la fièvre typhoïde? — C'est ce que je recherchai. L'explication était bien simple : aucune de ces trois personnes ne buvaient une seule goutte d'eau, ayant l'habitude de prendre de la bière à leurs repas. Quant au petit garçon, on lui donnait de l'eau rougie et quant à la jeune fille malade, tout en faisant usage de bière, elle avait coutume de boire chaque soir avant de se coucher un grand verre d'eau sucrée avec de l'eau de fleur d'oranger.

Il y avait bien une autre personne dans la maison, qui buvait d'habitude de l'eau de Seine : c'était la femme de chambre. Bien qu'elle n'ait pas dû prendre le lit, elle présenta pendant un mois et demi des troubles de santé pouvant faire croire qu'elle avait subi dans une certaine mesure l'action de l'élément typhogène, mais je n'insiste pas, n'ayant pas de ce fait la démonstration exacte.

RÉFLEXIONS

Avant que l'étude de l'étiologie de la fièvre typhoïde ne fût entrée dans la période récente et que l'attention eût été mise en éveil par ces faits nombreux dans lesquels une épidémie a pu prendre naissance par l'usage d'une eau contaminée, qu'aurait-on pensé de l'observation que j'ai rapportée? — Tout simplement que la fièvre typhoïde étant très contagieuse, l'ordonnance avait pris la maladie à la caserne d'un de ses camarades, qu'il l'avait transmise au petit garçon, qu'enfin ce dernier l'avait donnée à sa sœur. Cette explication satisferait parfaitement l'esprit, si l'on ne savait par des observations précises que les faits de contagion, sans être déniables, n'en sont pas moins des plus rares : c'est du moins ce qui résulte de plusieurs discussions à la Société médicale des hôpitaux. Dans la petite épidémie que j'ai relatée, il faut remarquer que le soldat servant d'ordonnance a été envoyé à l'hôpital dès qu'il s'est senti malade, que cet homme n'entrait pas dans les chambres et qu'il n'allait pas dans les water-closets de ses maîtres; quant à la jeune fille, ce n'est pas elle qui soignait son frère ni qui était chargée de vider les bassins : par excès de précaution, j'avais bien recommandé qu'elle ne séjournât pas dans la chambre du petit malade et qu'elle y entrât le moins possible. — De plus, il faut remarquer que toutes les personnes de la maison qui buvaient de l'eau ont été prises par la maladie et qu'au contraire toutes celles qui n'en buvaient pas ont été indemnes. Ce simple fait me paraît établir une forte présomption, sinon une démonstration indiscutable du rôle qu'a eu l'eau de Seine dans la production de cette petite épidémie.

Quant à la recherche directe des bacilles d'Eberth dans l'eau incriminée, elle n'a pas été faite. D'ailleurs, quand bien même l'on n'en aurait pas trouvé, cela aurait-il prouvé qu'il n'y en ait pas eu quinze jours ou trois semaines auparavant? — Non assurément, puisqu'il s'agissait ici, non pas d'un puits ou d'une citerne, mais d'une fontaine débitant de grandes quantités d'eau chaque jour.

Paris. — Imprimerie J. Ramolini, 4, rue Censier.

www.ingramcontent.com/pod-product-compliance
Lightning Source LLC
LaVergne TN
LVHW050517160826
845677LV00003B/1189

* 9 7 8 2 3 2 9 6 2 6 5 9 8 *